LES GRAINES GERMÉES

Du même auteur
dans la même collection LES CLÉS DU BIEN-ÊTRE
Aux éditions Médicis

Le diabète

La cure de raisin

Nouvelles clefs pour mieux vivre

Aux éditions Top'Vie

5, rue des myosotis
25200 Grand-Charmont

VIVRE OU NE PAS VIVRE
350 pages de préceptes de vie saine

Coordonnées de l'auteur

5, rue des myosotis
25200 Grand-Charmont
tél. 03 81 32 07 90 et 06 89 15 55 79

ISBN : 2-85327-277-X

Jean-Marie DELECROIX

LES GRAINES GERMÉES

une mine immense de vitalité

Éditions
Médicis

AVERTISSEMENT

Les indications données dans cet ouvrage tiennent compte des résultats obtenus par divers chercheurs, par des tests et de nombreux contrôles effectués.

Les conclusions reproduites ici sont donc le reflet d'études sérieuses menées consciencieusement. Pour toute utilisation des produits décrits dans ce livre, il est conseillé de lire attentivement le mode d'emploi accompagnant ceux-ci et de demander conseil à un médecin ou à un pharmacien. En aucun cas, l'éditeur et l'auteur de cet ouvrage ne pourront être tenus pour responsables des conséquences d'une application incorrrecte ou imprudente de l'usage des produits ou des méthodes présentés dans cet ouvrage.

Chacune de nos lectures
laisse une graine qui germe

Jules Renard

Sommaire

Un miracle de la nature

On connaît les graines qui germent dans nos champs. Mais qu'ont-elles à voir avec notre alimentation ? C'est très simple : on fait germer des graines et on les mange.

Les graines germées donnent vitalité, vigueur et une santé remarquable à ceux qui les consomment. C'est un aliment complet, riche en vitamines, en minéraux, en oligo-éléments, en enzymes, en acides aminés. Il comble les carences provoquées par une alimentation dévitalisée. Il apporte les nutriments nécessaires à l'organisme et stimule l'élimination des déchets.

Lorsque l'on met des graines à germer, les vitamines et oligo-éléments sont « surmultipliés ». Voyez vous-mêmes ! Un petit exemple ? La vitamine C augmente de 600 % après 5 jours de germination. Certains nutriments n'existent pas dans la graine et nous les trouvons dans la graine germée comme la vitamine C pour le blé, la lysine acide aminé dans les céréales. Nous y reviendrons. C'est un miracle de la nature. C'est comme si toute l'Énergie de vie émanait de la graine à un niveau décuplé, afin de produire la vie de la plante. Les graines germées apportent donc à l'organisme des énormes quantités de nutriments vitaux. Cela tombe plutôt bien car notre alimentation régie par les lois agro-industrielles en manque de plus en plus et aucun complément alimentaire (mort) ne peut y pallier.

Annick L... vient me consulter pour une grosse crise d'hémorroïdes. Elle ne tient plus. C'est vrai que cela peut être atroce ! Cette fois, après quelques années de réapparitions de ces crises, elle est déterminée. Elle veut que nous mettions en place ce qu'il faut quant aux causes profondes afin que cela ne se reproduise plus. Pour le moment d'abord un traitement d'attaque est aussi mis en place. Après cela, nous parlons à bâtons rompus, de choses et d'autres dont les graines germées. Elle me rappelle alors qu'il y a quelques années, j'avais eu la chance d'aider son papa. La chance car c'était un homme extraordinaire. Et elle me cite cette anecdote que je ne connaissais pas. Ce monsieur chauve a vu ses cheveux repousser, d'abord en duvet sur le dessus, à l'occasion de cette cure de graines germées.

Une histoire plus récente

Le mari d'Amélie V... me montre en ce moment le même phénomène. Il accompagne sa femme que nous aidons pour une sclérose en plaques. Il a entendu énoncer les bienfaits annoncés quant au traitement accompagné d'une cure de graines germées pour sa femme. Pour l'encourager, il l'accompagne et fait comme elle. Aux repas, toute la famille mange des graines germées. Et il comprend ainsi ce qu'est la revitalisation d'un corps humain.

C'est merveilleux !

Yolande Buyse, collaboratrice d'André Passebecq, écrit dans son livre Forme et Jeunesse « les graines germées représentent pour l'homme une de ses meilleures nourritures : alimentation vivante, qualité, coût très bas, stockage et conservation aisés, rapidité de préparation, régal du palais, des yeux et du nez, digestion rapide et facile».

J'entends souvent, en conférence, en consultation, avec une agressivité certaine: «excusez-moi mais moi, l'alimentation naturelle, je ne peux pas suivre. Je n'ai pas les moyens». Les graines germées sont très bon marché, moins chères que tout. Était-ce une objection sincère?

Ces germes engendrent la vie, dès les premières semaines de l'existence. Pour les enfants on peut les broyer et les inclure dans des laits végétaux comme le lait de riz, d'avoine, d'amande, surtout si on ne pratique pas l'allaitement.

Un peu d'histoire

Nous ne les avons pas inventées. Il y a 3 000 ans, les Sumériens habitaient la Mésopotamie. On leur doit l'invention de la découpe du temps et de l'espace en secteurs (l'ancêtre de notre calendrier), l'écriture cunéiforme qui remplaçait les hiéroglyphes par des signes abstraits, l'usage de la roue pour le transport... Et ces gens-là fabriquaient de la bière avec des graines germées d'orge, riz, maïs et mil.

Les soldats romains utilisaient la roquette germée contre la fatigue, le carvi germé contre les maux d'estomac, le fenouil germé contre la fièvre. Les Pharaons prenaient du fenugrec et du blé germés.

Il y a longtemps que dans les pays du Moyen-Orient, on prépare le boulgour à partir du blé germé précuit, ainsi que d'autres mets traditionnels à partir de légumineuses germées. Le tumia égyptien est élaboré à partir des fèves germées. En

France on trouve beaucoup de recettes anciennes avec des graines germées.

Pour faciliter la digestion, chez nos anciens, on faisait tremper et germer les ingrédients. Nos ancêtres les Gaulois auraient gagné la guerre des Gaules grâce à des bouillies de millet et de fenugrec. Les Incas prenaient du quinoa germé. Le pain essénien au blé germé provient des Atlantes.

Les Grecs attribuaient de grandes vertus thérapeutiques à ces graines germées.

Équilibre acido-basique

Qu'est-ce qu'un acide, qu'est-ce qu'une base (son contraire) ?

Les graines germées sont une base ; sachons-le maintenant pour bien comprendre la suite…

Tout d'abord quelques synonymes et définitions. Un produit acidifiant rend acide, acidifie. L'action inverse est désacidifiante, alcalinisante, « basifiante ». Le « contraire » en chimie d'un acide est une base. La présence d'une base neutralise un acide et inversement. Un équilibre à parts égales est un milieu neutre. La mesure de l'acidité se fait par la lecture du pH.

Le suc gastrique est acide pour dissocier la nourriture et la nettoyer. L'urine est légèrement acide contrairement à ce qu'écrivent certains ouvrages qui obligent leurs lecteurs à obtenir un pH supérieur à 7. La première urine du matin présente une acidité marquée car l'organisme se débarrasse de son acidité pendant la nuit. La lecture du pH au lever n'a pas d'intérêt. De même après un effort physique de durée significative le pH est acide ; il y a même production d'acide lactique, soit ces crampes et courbatures. Après une promenade douce le pH tend vers 7, ce qui est l'explication de la sensation de bien-être. Le reste du temps le pH de l'urine doit se situer entre 6,5 et 7. Celui qui mange de la viande a un pH voisin de 4,5 ; le végétarien trouvera plus de 7 : ce qui est dangereux pour l'invasion des colibacilles.

Les selles ont un pH alcalin voisin de 7,5. Si celui-ci est acide, nous sommes en présence de fermentations, putréfactions intestinales, qui sont le foyer d'une maladie grave ; je veux dire si la mesure est effectuée loin des digestions et de façon répétitive. La peau est acide : de 3 à 5 pour se battre contre les microbes. L'usage systématique de savons du commerce diminue cette protection en la désacidifiant.

Qu'est-ce qui acidifie ? Qu'est-ce qui désacidifie ?

Méfions-nous des nouvelles fausses colportées et bien ancrées dans la nouvelle sagesse populaire médiatique ! Le cas le plus intéressant pour comprendre est le citron. Surprise surprise ! Le citron désacidifie. Il a un goût d'acidité, il donne l'impression de forte acidité, il a de l'acide citrique et pourtant il est alcalinisant. Ceci est dû à l'oxydation très rapide de ses acides dans l'organisme. Seuls subsistent alors les sels alcalins qui poursuivent leur action désacidifiante. Sceptique ? Le scepticisme comme la curiosité sont des vertus, à condition qu'on accepte d'aller plus loin. Mangez du citron et sortez votre papier réactif. L'acidité et l'alcalinité se mesurent électriquement ou caloriquement. Plus simplement, pour être concret, on trouve du papier réactif en pharmacie ou magasin diététique qui, plongé dans le liquide analysé, donne, par la couleur que prend le papier, le degré d'acidité donc de teneur basique. L'indicateur de mesure est le pH, soit la concentration en cations hydrogènes. Si le liquide ou la peau est acide, le pH est inférieur à 7. S'il est basique, le pH est supérieur à 7. Chacun doit avoir chez lui ce papier réactif très bon marché et ainsi, suivre les effets de son alimentation. C'est une façon sérieuse de devenir son propre médecin, de ne jamais faire de cancer, etc... Vous en savez autant que moi ! Vous pensez bien que nous l'avons testé avant d'écrire ces lignes.

Le régime alimentaire riche en végétaux et céréales alcalinise. La viande acidifie. Le travail extraordinaire de l'organisme consiste à maintenir tous les pH des cellules et liquides organiques à leur équilibre normal, et ceci, quel que soit l'apport alimentaire qui – nous l'avons vu – est très variable. Notre travail à nous, véritable travail de médecin de notre corps, est d'aider à cet équilibre par ce que nous lui apportons. Si vous mettez trop de sable dans le mortier du meilleur des maçons, son mur s'écroulera ou il abandonnera la lutte (dépression).

Parlons maintenant du pH du sang. Le sang est très légèrement basique : le pH est compris entre 7,2 et 7,3. Si le pH sanguin sort de la fourchette, la personne est malade. En dessous de 6,6 et au-dessus de 7,9, c'est la mort.

La nourriture de chaque jour doit donc comporter suffisamment de minéraux, nous ne le répéterons jamais assez, sinon les protides sont mal assimilés, mal dégradés, mal utilisés. Chaque jour, nous aurons notre ration de fruits frais (en dehors des repas sauf la banane et la datte), fruits secs et légumes crus et cuits. Les viandes, poissons, beurre et œufs (c'est facile à retenir : ce sont les produits d'origine animale) verront leur pouvoir acidifiant ainsi compensé.

Voici, à titre d'exemple, les actions diverses de quelques aliments de base, d'après le Professeur Lautié et d'autres personnes compétentes :

Sont basiques et alcalinisants :

Fortement : algue, ail, ananas, asperge, brocoli, endive, framboise, racine de gingembre, graine de courge, huile hydrogénée, nectarine, noix de cajou, oignon, radis noir, radis rose, figue fraîche, poireau, concombre, pomme de terre, laitue, persil, olive, pamplemousse, poivre, sel de mer, sauce soja.

Moyennement : citron, lait, salsifis, melon, prune (reine-claude), abricot, cerise, melon, fraise, myrtille, pêche, ananas, mirabelle, champignon, chou, herbes, huile d'onagre, huile de foie de morue, lait d'amande, mélasse, papaye, poire, pomme, thé vert, vinaigre de cidre de pomme.

Légèrement : groseille, raisin, mandarine, citron mûr, betterave, céleri, fenouil, bette, graine de lin, graine de sésame, huile d'olive.

Sont acides et acidifiants :

Fortement : œuf, viande, coquillage, poisson, alcool, tabac, médicament, antibiotique, aspartame, coca cola, bière, cacao, crème glacée, confiture habituelle, levure, friture, sel de table, sucre industriel, vinaigre blanc, tomate, yaourt.

Moyennement : café, thé, tofu, lait de soja, lait de vache, lait de chèvre, maïs, moule, beurre, graisse animale, lentille, haricot, fromage, pain blanc, arachide, orge, rhubarbe.

Légèrement : blé, avoine, seigle, sarrasin, riz, maïs, pain complet, amande, pistache, datte, figue, haricot, huile de carthame, huile de sésame, huile de tournesol, miel, toutes noix sauf cajou, riz.

Bon nombre de personnes sont venues me voir avec la description de leur bol alimentaire. Tout, absolument tout, était dans le chapitre acide ou acidifiant. Nous connaissons l'issue inéluctable d'un tel traitement. Simplement, nous ne sommes pas tous logés à la même enseigne et la facture est de plusieurs types : globale le jour où on s'y attend le moins (« je n'ai vraiment pas de chance » ou « telle famille n'a vraiment pas de chance ») ou morcelée, étalée en un cortège de maux divers et variés. Mais elle est à payer un jour ou l'autre.

Bon nombre de maladies dites graves ont à l'origine une acidité excessive de l'organisme.

Cette acidité crée une anomalie de la sensibilité du système nerveux sympathique, qu'on appelle communément le stress. Cette anomalie peut devenir « chronique ». Elle produit à la longue un rétrécissement des artérioles, donc une circulation sanguine moindre et une méforme générale. Les rhumatismes et, plus souvent encore, les douleurs articulaires et tendinites interpellent. Peuvent aussi apparaître toutes sortes de dérangements en rapport avec ceci : hyperglycémie, tachycardie, caries, crampes, ostéoporoses, migraines chroniques, lumbagos et sciatiques, gastrites, ulcères gastriques et duodénaux, flatulences, constipation, goutte, atonie rénale ou urinaire, eczéma, asthme, herpès. Tout cela est amplifié par le café, le thé, le tabac et les médicaments dont les benzodiazépines qui – paraît-il – procurent le sommeil.

Le fumeur est un drogué. Sa drogue est la nicotine. Son action courte calme momentanément la tension mentale. Les petites artères spasmées se détendent et la circulation s'améliore. L'oxygénation des cellules reprend mais il y a l'effet rebond et le spasme reprend de plus bel, plus intense. Il faut à nouveau de la nicotine. C'est le cercle vicieux. Le Ministère américain de la santé a suivi des expériences scientifiques dans les universités de Columbia et du Nebraska. Le psychologue américain Schachter de cette même université, a remarqué que les fumeurs ont l'urine plus acide que les autres. Ce phénomène de désintoxication naturelle peut être « accompagné » de la façon suivante. Les chercheurs ont compensé l'acidose de l'organisme des fumeurs par un apport alcalin. Le besoin en nicotine a baissé. Il fallait le démontrer. C'est chose faite !

Les problèmes de dos sont à la mode. On dit que c'est la voiture ou je ne sais quoi. C'est l'équilibre acido-basique tout simplement. Mais oui ! C'est donc l'alimentation. J'ai eu cent témoignages. Et j'ai à la maison des radios de mes vertèbres cervicales. Celles d'il y a dix ans avec de l'arthrose, incurable comme chacun de nous le sait, et celles d'il y a trois ans où il n'y en a plus. Disparues l'arthrose et les douleurs ! Qui veut les voir ?

L'excès d'acidité crée des cristaux acides qui se mettent dans les articulations. Ce sont des cristaux très pointus qui meurtrissent les chairs et font beaucoup de mal. On prend alors quelques anti-inflammatoires qui apaisent et détruisent le foie et l'estomac. Tout rentre dans l'ordre, si l'on peut dire ! Puis le lumbago reprend avec un moral à zéro et des douleurs d'estomac. Le manque de chance quoi ! On ne trouve plus sa position pour dormir. Quelque vertèbre lombaire a dû bouger, on court de manipulateur en manipulateur. On mange toujours pareil bien sûr. Quelqu'un finit par trouver un os plus dissymétrique qu'un autre. Et c'est l'espoir de l'opération salvatrice.

Pourtant, il n'y a que rémission. Rien n'est réglé. Il suffit pourtant de quelques semaines pour régler un mal de dos en créant une alcalinisation intestinale par apport d'aliments adaptés, l'apport de minéraux, la diminution de viandes, une bonne oxygénation. À votre disposition, j'ai des dizaines de témoignages de personnes venues me voir avant une opération obligatoire du dos. Tout s'est réparé comme par enchantement. Quel changement ! Rien n'est plus simple.

Les états inflammatoires de ce type, selon le fameux docteur Hamer, proviennent d'une réaction excessive du cerveau visant à résoudre un conflit. Ils ne sont souvent pas le fruit d'un dérèglement mécanique. Le conflit est souvent aussi inconscient. Une recherche sur soi-même est très utile dans ce cas.

L'acidité des cellules, fléau des pays riches

Dans nos pays dits civilisés, tous les organismes des personnes aux maladies chroniques et graves comme le cancer et les maladies cardio-vasculaires, sont trop acidifiés et c'est la cause de leur maladie. C'est le fléau majeur des pays riches : artériosclérose, arthrite, arthrose, acide urique, cancer, constipation, défenses immunitaires faibles, diabète, douleurs de dos, eczéma, brûlures et ulcères d'estomac, goutte, maladies cardio-vasculaires, mauvais cholestérol, migraines, obésité, ostéoporose, muqueuses enflammées, problèmes de peau, rhumatismes, tabagisme, urémie, soit autant de manifestations nettes d'un terrain acide de notre organisme.

Quelles en sont les causes :

- le stress, les peurs, les angoisses, la fatigue
- l'alimentation déséquilibrée et inadaptée

- une surcharge importante de déchets acidifiants
- les médicaments

Que faire ?

- rester ainsi et s'attendre à tout, avec les complications ; ou alors, puisque quand c'est sale on ne salit plus et on nettoie
- ne plus faire d'apports acides
- désacidifier : drainer puis neutraliser l'acidité

Les aliments qui acidifient beaucoup trop sont :

- la viande
- les produits laitiers, surtout le yaourt
- l'alcool, le tabac
- le sucre industriel

Les aliments qui désacidifient sont :

- les légumes surtout crus
- les fruits de saison, même acides, entre les repas

Le nettoyage de l'organisme se fait par les organes émonctoires qui sont « bouchés » pour la plupart par le fait que les toxines se cristallisent, soit deviennent solides en terrain acide et donc obstruent le passage. Beaucoup de femmes (50 %) se font enlever la vésicule biliaire au cours de leur vie. Les calculs et « sables » l'ont envahie, l'inflammation en a suivi : il faut l'enlever ! Et cet organe de nettoyage ne nettoie plus. On peut l'éviter.

La consommation de graines germées ne fait pas partie des habitudes alimentaires dans nos pays dits civilisés. C'est bien dommage car les graines germées désacidifient l'organisme.

Allégeons les médicaments

Il nous arrive souvent de prendre des médicaments. Certains en prennent beaucoup : 20 par jour ! La France est le pays qui consomme le plus de médicaments (par habitant) au monde, en moyenne 50 boites par personne et par an. La France est aussi la plus grande consommatrice du monde d'antidépresseurs et tranquillisants. Triste record ! Un Français sur 7 consomme des psychotropes. Nous battons les États-Unis de 40 %. Cette consommation a doublé en dix ans. Après 70 ans, un Français prend 10 médicaments en moyenne par jour. Médaille d'or en Europe ! Une ordonnance française compte en moyenne 4,5 médicaments, contre 0,8 dans le Nord de l'Europe. Où va-t-on ?

Le docteur David Servan Schreiber écrit : « Comment justifier que les antidépresseurs soient prescrits aujourd'hui à une femme sur trois qui sort du cabinet d'un médecin ? Comment expliquer qu'en France plus de 300 000 ordonnances d'antidépresseurs s'adressent chaque année à des enfants, malgré le manque de preuves de leur efficacité et le risque, qui, lui, est démontré, d'aggravation des idées suicidaires ? Comment justifier une utilisation tellement généralisée que ces médicaments passent de l'urine dans les rivières, les poissons ? Et même, dans certaines villes européennes, dans l'eau potable ! » Le serment des naturopathes est simple « primum non nocere » ce qui veut dire : d'abord ne pas nuire. Les médicaments présentant des effets secondaires graves sont à exclure évidemment. Il arrive fréquemment que les séquelles d'une longue maladie proviennent surtout des médicaments, la nature ayant fait son œuvre pour la maladie elle-même. Certains effets secondaires sont souvent irréparables par contre.

La quantité de médicaments vendus dans le monde par an est insolente : 300 milliards de dollars (prix producteur). L'Europe, l'Amérique du nord et le Japon réunis, soit 15 % de la population mondiale, consomme 84 % de ce chiffre. La France et l'Allemagne sont en tête des pays de l'Europe. Tout cela fait désordre !

On sait que tous les médicaments acidifient l'organisme, soit justement ce qu'il ne faut pas faire. On connaît aussi tous leurs effets secondaires, pas toujours énoncés d'ailleurs.

Les médicaments peuvent provoquer des maladies au lieu de les guérir, c'est la iatrogénie. En France une hospitalisation d'une personne âgée sur dix est due à cela. On passe facilement d'une dose dite normale à une dose toxique car elles sont très proches. « J'avais tellement mal » et l'on double la dose. Aux urgences à l'hôpital, on connaît des syncopes nombreuses venant de là. Ne parlons pas des erreurs de flacons, des interactions entre produits, des surdosages ou dosages inutiles. Une étude récente prouve qu'un tiers des Français ont reçu des prescriptions contre le cholestérol sans détermination du LDl mauvais cholestérol, un tiers aussi avaient eu cette détermination mais la valeur était inférieure à la valeur préconisée par l'AFSSAPS (Agence française de sécurité sanitaire des produits de santé) pour la prise de médicament. Etc… etc… etc… Ah ! Jouer avec le feu !

La cause est entendue ;

1/ Utilisons les lois de la nature pour réparer nos maux

2/ Faisons vérifier de façon contradictoire les prescriptions et surtout les dosages

3/ Un ou deux ou trois jours par semaine selon sa détermination, organisons une journée de paix thérapeutique sans médicament ou moins. L'arrêt d'un jour ne change rien à l'efficacité du traitement et repose l'organisme. Tout le monde sait cela. « Le 7e jour, Il se reposa ». Ce jour choisi, mettons-nous au régime sans sucre industriel, ni produits laitiers, ni viande, ni pain. Mangeons alors force légumes crus et fruits de saison bien mûrs entre les repas.

Les bienfaits sont énormes. D'abord on perd du poids si on en a trop (défavorable). Ensuite l'organisme se déshabitue des médicaments qui, en outre, n'acidifient plus ce jour-là et seront ensuite plus efficaces. Et les auto-réparations commencent… Les graines germées apportent alors leur soutien.

Nettoyer son organisme

Il est presque impossible de rencontrer une personne qui a une vie parfaitement saine. Ce qui nous est proposé en matière d'alimentation et de contexte de vie en est particulièrement éloigné. Il est donc nécessaire de nettoyer l'organisme. Notre terrain de personnes malades, mais aussi en bonne santé dans ces pays riches est acide. Les graines germées contribueront à le désacidifier mais cela ne suffira pas. Un nettoyage périodique est nécessaire.

Cette acidité provient de différents facteurs, répétons-le :

- mauvaise alimentation, qui manque de légumes crus et fruits, les seules sources désacidifiantes
- stress, alcool, tabac,...
- médicaments en surnombre
- mauvais schémas psychologiques
- etc...

L'objectif est de retrouver un terrain basique qui seul permet la libération des toxines accumulées. Un terrain acide est favorable à l'apparition et au développement du diabète, alors qu'un terrain basique nous redonne les capacités pour rester en santé. Comme l'a dit Pasteur à la fin de sa vie : « le terrain est tout ».

Plusieurs techniques de nettoyage existent. Commençons par la plus efficace.

Le jeûne

Il s'agit de ne rien manger, juste boire de l'eau si nécessaire. L'organisme se met alors à se nettoyer de lui-même. On peut faire cela un jour, ou plusieurs mais en cas de jeûnes prolongés, il est préférable d'être suivi par des thérapeutes compétents. La pratique du jeûne un jour fixe par semaine est très recommandée pour les diabétiques.

Cependant le jeûne ne donne pas de bons résultats chez les diabétiques de type I dont le taux de sucre varie alors de façon désordonnée. Le Dr Vivini prévient de bien surveiller. Par contre il est magistral pour les diabétiques gras.

La cure de raisin

Elle se pratique en fin d'été août, septembre voire octobre. Il s'agit de manger du raisin, que du raisin, avec éventuellement quelques raisins secs (peu car l'index glycémique est à 65) et du vrai jus de raisin. On ne prend aucun autre aliment. Cette cure est préconisée depuis l'antiquité et à certaines époques par le corps médical d'Europe en produisant bien des « miracles ».

On peut opter pour 1 jour, 3 jours, 1 semaine, 3 semaines... de cure, suivis de jours de reprise alimentaire particulière. Vous trouvez tous les détails dans mon livre sur cette cure dans la même collection chez le même éditeur.

Le raisin nous apporte tout : il est parfaitement complet, aussi complet que le lait maternel. Il va désacidifier l'organisme et, ce faisant, le nettoyer petit à petit.

Le raisin est sucré certes et chez les diabétiques il faut être attentif. Rappelons qu'il s'agit de fructose. Il arrive souvent qu'après la cure, le diabète soit bien amélioré.

La cure de citrons

Elle se pratique au printemps. Nous prenons nos repas habituels et buvons du jus de citrons bien mûrs en plus de la nourriture habituelle, en dehors des repas.

Voici comment procéder:

1re semaine: 3 citrons pressés par jour
2e semaine: 5… par jour
3e semaine: 7
4e semaine: 9
…et ensuite nous redescendons: 7 citrons pressés la 5e semaine,… jusqu'à 3 la 7e semaine.

L'objectif est toujours de désacidifier l'organisme et de le reminéraliser.

Petit germe deviendra pousse

Lorsqu'elles contactent l'humidité, à l'abri de la lumière, les graines laissent apparaître leur germe blanc qui grandit chaque jour. Dès l'apparition des germes, on peut les consommer. La valeur nutritive dépend de l'état d'avancement de ce germe. Il ne va pas tarder d'ailleurs à laisser apparaître des petites feuilles à la lumière. On est là en présence de jeunes pousses. Si on laisse trop ces pousses croître, la plante s'épuise. Ce n'est plus intéressant. En fait, à l'apparition des feuilles, on bénéficie d'apport de chlorophylle. Selon de ce que l'on souhaite profiter, on attend donc plus ou moins longtemps. Le tournesol peut se prendre de l'état de germe à l'état de pousse. Mais l'intérêt majeur des graines germées se situe avant l'apparition de chlorophylle que l'on trouve facilement ailleurs dans l'alimentation.

Les graines les plus couramment utilisées sont : le blé (attention), le soja, la luzerne ou alfalfa, le fenugrec, les pois chiches, le tournesol.

On consomme en général les jeunes pousses de 3 à 4 cm des semences de légumes : radis, carotte, alfalfa, persil, cresson, aneth, moutarde, fenouil, poireau. Cependant toutes ces petites pousses ne se comportent pas de la même façon. L'alfalfa présente rapidement une jeune pousse très fine et assez longue. Voyez le tableau des différentes caractéristiques dans ce livre. Le tournesol pousse très vite aussi mais sa pousse est plus épaisse. Le fenugrec se situe entre l'alfalfa et le tournesol. L'avoine a de toutes petites poussées qui restent en germes. Le radis pousse vite et facilement et est assez fin. Etc…

Les légumineuses sont bien utilisées en germes : pois chiches, lentilles, haricot mungo (soja vert), trèfle, luzerne (alfalfa), fenugrec. Leurs protéines sont de qualité.

Les graines oléagineuses fournissent aussi des germes utiles : graines de courge, tournesol, sésame, lin dont on fait une huile merveilleuse (interdite en France).

Les graines de céréales sont très utilisées en germes uniquement : blé, épeautre, avoine, seigle, orge, sarrasin, maïs, millet, tournesol, lin. Mais attention, il faut ici faire une mise au point à propos des céréales, indépendamment des graines germées.

Le rendement

La graine donne un poids de germes et de pousses multipliées par 3, 5 ou 10. Chaque variété a son rendement spécifique. Le rendement varie beaucoup selon la température, la lune et la qualité de la graine.

Les bonnes et mauvaises céréales à germer ou non

Il y a plusieurs façons de préparer les céréales : cuites, crues ou germées. Certaines céréales sont à éviter quelle que soit cette préparation, d'autres sont toujours bonnes. D'autres ne sont bonnes que non-cuites.

Les meilleures céréales sont : riz, épeautre, sarrasin, avoine, millet, quinoa, voire seigle.

Il faut éviter le blé et le maïs. « Le blé est un véritable monstre compte-tenu des transformations qu'il a subi » écrit le Dr Seignalet dans son livre sur l'alimentation, préfacé par le Professeur Henri Joyeux. « Je le tiens pour dangereux, en raison de la structure de ses protéines et du fait qu'il est souvent cuit » ajoute-t-il. Notons qu'en graine germée il est moins nocif. Certains disent que ces anomalies seraient réglées en grande partie s'il est germé. Le kamut est un vieux blé à oublier pour les mêmes raisons avec les mêmes commentaires s'il est germé.

L'épeautre, le seigle, l'orge et l'avoine dans le pain cuit à 300 °C sont à éviter. Crus (graines germées), ils sont acceptables.

Le maïs a ceci de clair et net qu'il fait l'unanimité contre lui : il n'a en plus aucun intérêt nutritif. Bonne chance avec les corn flakes, le pop corn et les épis de maïs grillés !

Le riz est la meilleure de toutes les céréales. Il faut dire qu'elle n'a eu à subir aucune transformation depuis l'antiquité. Selon mes professeurs de médecine traditionnelle chinoise, vivraient en Chine, dans des rizières, loin de toute civilisation, des personnes qui ont plus de 150 ans ! Elles n'auraient consommé tout au long de leur vie que le lait de maman puis du jus de riz puis du riz exclusivement.

Le sarrasin et le sésame sont aussi excellents.

En fait les bonnes céréales sont celles dont les protéines sont consommées crues et ne sont pas modifiées (par l'homme), pas mutées. Les dernières thèses médicales parlent beaucoup des protéines mutées dans les maladies d'Alzeimer et Parkinson.

La maladie Cœliaque

À propos de cette distinction entre bonnes et mauvaises céréales, on ne peut pas ne pas parler de la maladie Cœliaque que les magasins diététiques connaissent bien. Elle frappe beaucoup d'enfants qui ne peuvent pas consommer le pain habituel pour les raisons énoncées ci-dessus. Cette maladie est une intolérance alimentaire au gluten. Le gluten est la masse protéique élastique restante après l'extraction d'amidon de blé. Les composants toxiques dans cette maladie sont des prolamines présentes en fortes quantités dans le blé, le seigle et l'orge. Une des causes présumées de la maladie est l'introduction prématurée de gluten dans l'alimentation. Elle intervient donc pour environ 4 % des enfants entre 6 mois et 2 ans. Chez l'adulte elle peut apparaître entre 20 et 40 ans. Ce n'est donc pas une maladie rare. Le nombre de personnes atteintes croît. Le Dr Passebecq dit que la population est de plus en plus sensible aux méfaits du gluten.

Cette maladie présente des douleurs abdominales fortes ou diffuses, des diarrhées ou de la constipation chronique, des nausées, de l'anémie. Si vous n'avez pas la maladie mais si vous avez ces troubles, passez-vous de ces trois céréales. On trouve en effet des lésions de l'intestin grêle. Elle peut conduire à un cancer digestif. C'est important donc de la dépister et de s'en prémunir. Ces céréales ne sont bonnes pour personne. Le blé est en outre beaucoup trop riche maintenant. On trouvait dans nos campagnes des blés chétifs qui étaient détruits au moindre orage. Maintenant ils sont costaux… mais mutés.

Les principales céréales sans gluten « autorisées » dans cette maladie sont : sarrasin, millet, quinoa, riz, sésame, maïs.

Passons à la germination

Faire germer les graines est un passe-temps culinaire qui émerveillera petits et grands car c'est beau de voir éclore la vie un peu plus chaque jour. Les débutants commenceront par alfalfa (luzerne), tournesol et fenugrec car ces graines poussent très facilement sauf alfalfa (le plus facile à germer) dont la germination est cependant plus lente quand il fait chaud.

Où se procurer les graines ?

C'est plus facile et plus sain d'acheter des graines biologiques en magasin diététique car ces graines sont toutes prêtes à l'usage et ont été sélectionnées pour cela. Toutes les graines n'ont pas la même capacité à germer. Il est donc bien qu'elles aient été sélectionnées et testées. De plus on s'affranchit des traitements chimiques, de type pesticides. Vérifiez bien qu'elles ne soient pas trop vieilles : moins d'un an est le mieux.

Germoir pro ?

Il n'est nul besoin de se procurer, surtout si on débute, de germoir spécifique. Il en existe de très sophistiqués avec rinçage, brumisateur automatique… Un bocal en verre, un pot de confiture conviendra bien, ou même une assiette tout simplement. Mettez quelques cuillères à soupe de façon à tapisser le fond. Prévoyez que ces graines vont prendre de la hauteur. Le principe est de prévoir plusieurs assiettes ou bocaux et ainsi remettre germer des graines chaque jour pour avoir un échelonnement à différents stades et de quoi en manger chaque jour.

Pour commencer la germination il faut couvrir largement d'eau. Avant cela, les rincer vigoureusement permet de neutraliser la léthargie d'attente du printemps (enzymes inhibitrices de vie). Choisissez une eau de source. C'est comme dans la nature où l'on arrose après avoir semé. Si vous posez un morceau de tulle, de moustiquaire ou de gaze fin tenu par un élastique sur le pot, cela les protégera des bestioles circulantes et surtout vous permettra de les rincer facilement. Vous pouvez aussi tout verser dans une passoire.

Laissez tremper ces graines une nuit ou plus selon la grosseur des graines. Alfalfa demande quelques heures seulement. On observe bien à quel moment les graines sont imbibées. Rincer ensuite abondamment avec une belle eau. Il faudra vous habituer à beaucoup rincer abondamment chaque jour car c'est l'une des clefs de la chose! Après ce trempage d'une nuit (ou moins ou plus) dans l'eau, il n'est plus besoin de trempage. Une atmosphère simplement humide est requise. Vous pouvez y verser un simple film d'eau.

Rincez bien les graines une à deux fois par jour au minimum. Faites le plus souvent s'il fait chaud, si l'ensemble s'assèche. Cette opération est délicate car il faut veiller à être suffisamment actif pour enlever les enveloppes détériorées ou noires des graines, et suffisamment délicat pour ne pas abîmer les germes ou pousses. Si vous mettez trop d'eau, les graines vont moisir ou pourrir. S'il y fait sec, elles ne germeront pas. Si vous avez choisi une assiette, un papier cellulose alimentaire, genre lotus ou sopalin, de fond, humidifié, tiendra l'ambiance humide. Couvrez d'un voile fin pour les protéger. Pensez bien à laisser passer l'air tout en gardant l'humidité. La lumière agira sur l'apparition de la chlorophylle. Si vous souhaitez le germe, agissez dans l'obscurité. Ensuite, si vous souhaitez des petites pousses, mettez vos récipients dans un endroit lumineux. La température idéale est la température ambiante.

L'apparition des germes se fera entre deux et 5 jours en fonction des graines. Alfalfa, fenugrec et tournesol et le radis conviennent aux gens pressés.

Dès que votre fabrication est arrivée à son terme selon votre désir, mettez les au réfrigérateur en veillant à ce qu'elles ne moisissent pas dans une atmosphère confinée. Il vaut mieux les consommer rapidement. Si elles sont molles et sans vigueur, jetez-les.

Germer dans un germoir

Il existe de bons germoirs à plateaux, en verre, en terre cuite, en plastique ou en plexiglas. La terre cuite est une matière saine qui régule l'humidité de façon naturelle. Elle respire. Ces plateaux comportent des petits trous qui retiennent les graines en laissant passer l'eau. Sur le plateau du bas, vous installez les graines et vous versez l'eau dans le plateau du haut. Cette eau humidifie les plateaux du haut et baigne les graines du bas. Il y a un plateau pour chaque jour. Le premier jour les graines sont dans le plateau du bas. Le lendemain on monte le plateau d'un cran et un plateau vide prend sa place en bas où l'on peut à nouveau démarrer la germination d'autres graines. Le troisième jour, les graines du premier jour sont dans le plateau du haut et sont souvent prêtes à l'alimentation. Il faut toujours vider l'eau du plateau du bas et la remplacer par de l'eau pure. Ceci est assez théorique car le cycle peut durer plus ou moins de temps selon les espèces.

Un sac de lin en guise de germoir

On peut aussi utiliser un sac de lin ou coton à fabriquer soi-même ou acheter. On trempe les graines dans un verre, un bol ou une assiette. Après la nuit de trempage (ou plus, ou moins), on rince bien et on place les graines dans le sac. On le ferme puis on le trempe dans l'eau tiède un petit moment. On émergera le sac pour laver les graines en les triturant délicatement. Le procédé du sac permet une aération meilleure et une ambiance humide réussie.

L'arbre germoir

Il a la forme d'un arbre. Les graines sont associées à une boule de coton humidifiée, posée sur un support conique. Il présente l'avantage de la non fermentation pour les graines à mucilage.

Des germoirs sophistiqués

Vous pensez bien que quelqu'un a inventé cela : ils sont électriques, avec buses d'arrosage automatique, filtres à charbon. L'eau est filtrée. L'arrosage est sous brumisation. C'est le top niveau pour les acharnés de la chose ou pour ceux qui en font une alimentation journalière de toute l'année.

Voici les différentes graines germées quant à leur temps de trempage, de germination et la longueur de pousse attendue. Il va sans dire que chacun fait son expérience et que ceci est très approximatif.

variétés	Trempage en heures	Longueur de la pousse en cm	Prêts en jours
alfalfa	4-6	2.5-4	4-5
amandes	12	0	1
avoine	12	0.5-1.5	2-3
Blé	12	0.5-1.5	2-3
Chou	4-6	2.5	4-5
Cresson	4-6	1.5	4-5
Fenugrec	8	1.5-2.5	3-5
Haricots Azukis	12	1.5-2.5	3-5
Haricots mungos	12	1.5-2.5	3-5
Lentilles	12	1	3-5
Maïs	12	1.5	2-3
Millet	8	0.5	2-3
Moutarde	4-6	2.5	4-5
Pois chiches	12	1.5	2-3
Pois	12	1.5	2-3
Radis	4-6	2.5	4-5
Seigle	12	0.5-1.5	2-3
Sésame	4-6	0	1-2
Soja	12	0.5	2
Tournesol	8	0-1.5	1-3
Trèfle	4-6	1.5-4	4-5

Faire cuire des céréales et légumineuses germées

Dans la cuisson traditionnelle des pois chiches, haricots, lentilles et autres, on peut les faire tremper et même les laisser un peu germer avant de les cuire. Ils cuisent plus vite et sont plus faciles à digérer selon les explications données ci-avant. On peut aussi mélanger une partie trempée en début de germination et une partie germée à terme. Ceci créera une panoplie étendue de richesses nutritives.

Il en est de même des céréales à cuire comme le quinoa.

La conservation des graines germées

Pour arrêter le processus de germination, il faut veiller à les préserver de l'humidité, faute de quoi la pousse continue et les germes s'épuisent. Le frigo est bon endroit car il faut leur éviter la lumière et les insectes. Par contre, ne les privez pas d'air. N'en prévoyez ni trop, ni trop peu : la fabrication doit être calée sur l'utilisation. Si vous les stockez, rincez-les tous les deux ou trois jours, puis égouttez-les bien.

Si vous en achetez, veillez à ce qu'elles soient vivantes et vigoureuses. Tout ceci n'est pas de la chimie ! C'est du QI ! L'Énergie vitale !

Qu'est ce que la germination ?

Les vitamines, glucides, lipides, protides, sels minéraux, enzymes, oligo-éléments, présents dans les graines sèches sont transmutées et dynamisées dans l'alchimie de la germination. Au cours de la germination, les diastases abondantes font que l'amidon se transforme en glucose et maltose. D'habitude, la transformation de l'amidon en ces sucres simples lors de la digestion demande à notre organisme beaucoup d'énergie. La germination prédigère l'amidon, ce qui rend l'assimilation facile.

Une grande quantité de vitamines apparaissent : A, B, C, E soit les plus importantes. 100 g de lentilles pas trop cuites apportent 1,5 mg de vitamine C et 100 g de lentilles germées 18 mg. Voici quelques exemples approximatifs de transformation des vitamines après 5 jours de germination :

- 600 % d'augmentation de la vitamine C
- 300 % d'augmentation de la vitamine A
- 300 % d'augmentation de la vitamine B2

- 200 % d'augmentation de la vitamine B6
- 50 % d'augmentation de la vitamine B5
- 25 % d'augmentation de la vitamine PP
- 20 % d'augmentation de la vitamine B1

On sait que les vitamines disparaissent en premier à la cuisson ainsi qu'aux différents chocs de conditionnement. Raison de plus pour consommer ces graines germées crues. Ici pas de chocs puisque la récolte se fait dans votre cuisine. Et il y a tant de cuissons dévitaminées à compenser !

Les légumineuses recèlent des facteurs inhibiteurs de la trypsine, enzyme nécessaire à leur digestion qui en est, de ce fait, compliquée. La germination réduit de 70 % ces facteurs. Il en est de même des tanins.

Les enzymes sont aussi prédigérés. Ces graines une fois germées se digèrent facilement. Les diastases sont des catalyseurs qui interviennent dans toutes les réactions biochimiques. Ils sont nombreux au cours de la germination.

Les graines germées contiennent beaucoup de minéraux : calcium, magnésium, phosphore, potassium, fer et zinc. Le sésame contient beaucoup de calcium, la luzerne une multitude de minéraux et oligo-éléments.

Exemple de multiplication des minéraux pour le blé germé de 5 jours :

- 150 % d'augmentation de magnésium
- 140 % d'augmentation de phosphore
- 60 % d'augmentation de calcium

On dit que le besoin journalier de fer est de 20 mg. Il faudrait 400 grammes de salade de cresson pour cela (à supposer que l'on ne mange que cela) et seulement 40 grammes de jeunes pousses de cresson. Des fibres tendres jouent leur rôle bénéfique.

Les céréales complètes contiennent de l'acide phytique. Cet acide nous déminéralise, détruit le calcium qu'il pompe dans nos réserves. Celui-ci est neutralisé dans la fermentation au levain. Le pain dit complet sans levain est indigeste. Bon nombre de nos semblables qui font l'effort d'en prendre disent « je ne le digère pas ». Et oui ! Et bien, la germination neutralise aussi cet acide phytique. Les graines germées associées aux céréales annulent donc ces effets nocifs. Il existe un pain aux graines germées, venant des Esséniens, appelé le pain Essene, vendu en magasin diététique.

Les protéines fournissent les acides aminés essentiels libres directement assimilables par l'organisme. Le pancréas a donc un travail allégé.

En voici quelques détails montrant qu'on trouve ces protéines (ailleurs que dans les produits animaux) :

	Soja	Pois chiche	Lentille	Œuf	Viande
Arginine	2.8	1.6	1.9	0.8	1.2
Histinine	0.9	0.6	0.6	0.3	0.7
Isoleucine	2.1	1.2	1.3	0.9	1
Leucine	3	1.5	1.8	1.1	1.5
Lysine	2.4	1.4	1.5	0.8	1.6
Méthionine	0.5	0.3	0.2	1.4	0.5
Phénylalanine	1.9	1	1.1	0.7	0.8
Protéines en %	35 %	28 %	25 %	13 %	19 %
Tryptophane	0.5	0.2	0.2	0.2	0.2
Thréonine	1.5	0.7	0.9	0.6	0.8
Valine	2	1	1.4	1.	1

Une conclusion importante nous saute aux yeux immédiatement : la croyance stipulant la nécessité de manger de la viande faute de quoi on manque d'acides aminés essentiels est controversée par ce tableau. Sans tomber d'un extrême à un autre, il convient que chacun puisse expérimenter cela : « quel effet ai-je sur mon organisme quand je mange des aliments qui sont morts par rapport à des aliments qui sont vivants » ai-je lu récemment ? Au travers de la médecine chinoise, nous savons que le QI (prononcer tchi) de l'organisme, est son moteur, le pilier de son fonctionnement. Or le QI ne s'acquiert qu'avec des aliments vivants.

Les lipides, des graines oléagineuses surtout, sont transformés par la germination en acides gras assimilables par l'intestin grêle, sans intervention de la trypsine habituellement nécessaire en provenance du pancréas. Celui-ci est soulagé. Les diabétiques sont ravis.

Dans les jeunes pousses, la chlorophylle nettoie notre système vasculaire, nos poumons et les reins. Associée aux vitamines décuplées, elle vient en aide à nos rhumatismes par la production de cortisone naturelle, elle ralentit notre vieillissement. Ces jeunes pousses sont en outre un palliatif quand nos intestins sont fragiles car la cellulose y est très faible.

Les anti-oxydants naturels des graines germées sont puissants. Jugez plutôt. Ludmilla de Bardo cite : « 100 g de graines d'oignon fournissent 300 à 400 grammes de pousses germées qui représentent les ressources vitales de 230 kg d'oignons ». On a le vertige ! L'oignon est un bon anti-oxydant aimé des diabétiques. Il lutte contre les maladies sclérosantes.

Les graines germées désacidifient l'organisme. Au fur et à mesure de la germination, les germes deviennent alcalins, ce qui contribue au nettoyage des organes émonctoires. En effet les toxines deviennent solubles en milieu basique ou désacidifié.

Dans toute alimentation en légumes, même du jardin, le QI (Énergie ou souffle de vie) se perd avec le temps après la récolte. Dans le cas des germes et pousses, la « récolte » a lieu quelques minutes avant de manger. Le QI est intact.

Composition des graines germées

Toutes les graines germées ont une composition riche.

Nous cochons dans ce tableau les éléments nutritifs qui les caractérisent chacune le plus, selon les nutriments répertoriés.

Celles qui sont fortement anti-oxydantes sont essentiellement les céréales et les légumineuses.

Les principaux composants des graines germées :

Éléments nutritifs :	Vitamines :					Sels Minéraux et Oligo-éléments :						Autres :			
Variétés :	A	B	C	D	E	Ca	Mg	P	K	Cu	Fe	Protéines ++	Acides gras ess.	Glucides	Fort anti oxydant
Alfalfa ou dite « luzerne »	✗	✗	✗✗	✗	✗	✗	✗	✗	✗		✗	✗		✗	✗
Ail	✗	✗	✗						✗		✗				
Avoine		✗	✗		✗	✗	✗	✗							✗
Blé	✗	✗	✗	✗	✗	✗	✗	✗	✗	✗	✗			✗	✗
Brocoli	✗	✗	✗✗			✗	✗	✗	✗	✗	✗	✗			✗
Carotte	✗		✗	✗				✗	✗	✗	✗				✗

Éléments nutritifs :	Vitamines :					Sels Minéraux et Oligo-éléments :						Autres :			
Variétés :	A	B	C	D	E	Ca	Mg	P	K	Cu	Fe	Protéines ++	Acides gras ess.	Glucides	Fort anti oxydant
Chou vert	X	X	X		X	X	X	X	X	X	X				X
Chou chinois		X	X			X		X			X				X
Chou rouge	X	X	XX			X	X	X	X	X	X				X
Cresson	X	X	XX	X	X	X	X	X	X		X				X
Épinard	X	X	X			X	X	X	X	X	X				X
Fenouil	X	X	X			X	X	X	X	X	X				
Fenugrec (« foin grec »)	X	X	X	X				X	X	X	X	X			X
Haricots azukis		X				X	X	X			X				
Haricots mungos dit « soja vert » ou « fève de soya »	X	X	X		X	X	X	X	X	X		X			X
Kamut (blé des pharaons)	X	X	X	X	X	X	X	X	X	X	X			X	X
Lentilles	X	X	XX	X	X	X	X	X	X	X	X	X		X	X
Lin			X	X	X	X	X	X	X	X	X		X		X
Maïs	X	X	X		X										X
Millet	X	X	X		X		X	X		X	X				X
Moutarde jaune	X	X	X			X		X	X		X		X		X
Oignon	X	X	XX						X		X				X
Orge	X	XX	X	X	X	X	X	X		X	X				X
Poireau	X	X	X	X	X	X	X	X	X	X	X				
Pois chiches	X	X	X			X	X	X	X		X				X
Pois	X	X	X						X						X
Quinoa			X	X		X	X				X				X
Raifort	X	X	XX			X	X	X	X		X				X
Radis (tous)	X	X	X			X	X	X	X		X				X
Riz		X	X		X						X				X

Éléments nutritifs :	Vitamines :					Sels Minéraux et Oligo-éléments :						Autres :			
Variétés :	A	B	C	D	E	Ca	Mg	P	K	Cu	Fe	Protéines ++	Acides gras ess.	Glucides	Fort anti oxydant
Roquette	X	X	XX			X		X	X				X		
Sarrasin		X	X		X	X	X	X	X		X			X	X
Seigle	X	X	X		X	X			X						X
Sésame	X	X	X	X	X	X	X			X	X	X	X		X
Soja vert (voir haricot mungo)												X		X	
Tournesol	X	X	X	X	X	X	X	X	X		X	X	X		X
Trèfle (ou Lotier)	X	X	X	X	X	X	X	X	X		X			X	X

Légende :

- *Vitamine B : il s'agit de vitamines du groupe B*
- *Ca : calcium/Mg : magnésium/ P : phosphore/K : potassium/ Cu : cuivre/Fe : fer*

Dans le tableau, quand il est noté : vitamine B, cela indique que la graine germée correspondante contient l'une ou l'autre des vitamines B, rassemblées dans ce qui est communément appelé les vitamines du groupe B : B1, B2, B3, B5, B6, B7, B8 ou H, B9 (acide folique), B12, B15, B17.

Selon la composition de chacune, les graines germées sont également riches en autres vitamines : provitamine A, F, J, K, P, U, lécithine et autres sels minéraux et oligo-éléments : sodium, soufre, arsenic, chrome, fluor, iode, lithium, nickel, silice, sélénium, vanadium, zinc…

Des vertus particulières

Vous trouverez ici notamment des informations complémentaires concernant les nutriments qu'elles contiennent (vitamines, sels minéraux et oligo-éléments), en plus de celles déjà répertoriées dans le tableau général. Les descriptions ci-dessous ne reprennent donc pas les caractéristiques du tableau ci-avant.

Commençons par une petite astuce sympathique et utile : vous pouvez utiliser l'eau des graines germées pour arroser vos plantes.

A comme...

Ail : elle contient de l'iode, du manganèse, du sélénium, de la silice, du soufre et du zinc. Elle est nettoyante, agit contre les bactéries. Elle vous aide en cas de déficiences pulmonaires et circulatoires. Elle tonifie le cœur. Elle contribue également à l'élimination des métaux lourds.

Alfalfa ou luzerne : elle est une des plus riches et complètes au niveau nutritionnel. Elle est riche en sels minéraux et vitamines (notamment D, F, K, U). Elle « donne du peps » et dynamise l'organisme. Elle l'aide à se purifier. Elle est précieuse en cas de douleurs de dos : lombalgies, sciatiques, de troubles vasculaires, respiratoires. Elle aide à la pousse des cheveux. Elle combat l'anémie. C'est une graine germée extrêmement précieuse. Les débutants commencent par celle-là, qui est la plus riche.

Avoine : elle augmente directement votre potentiel vital. Elle contient de l'iode, du manganèse, du cobalt. Elle stimule la digestion. Elle contribue à lutter contre le froid. Elle est une aide utile pour les fumeurs qui désirent stopper, car elle permet de limiter le besoin de nicotine. Elle contribue également à lutter contre la stérilité. Mais ce n'est pas facile à voir germer.

B comme...

Blé : elle est un véritable concentré d'oligoéléments (notamment silicium, iode, zinc), de vitamines (notamment E, K, PP) et de sels minéraux (notamment sodium). Elle a une valeur nutritive très complète. Les personnes allergiques au gluten de la graine de blé ne le sont pas au blé germé, sauf exception. Elle convient parfaitement aux femmes enceintes par l'ampleur de sa richesse nutritive. Elle vous aide à lutter contre l'anxiété, l'insomnie, l'épuisement. Elle intervient aussi dans les troubles cardio-vasculaires, la constipation, les problèmes d'acné.

Lorsque les graines germées poussent jusqu'à devenir de l'herbe, ce jus d'herbe que vous pouvez extraire avec un appareil spécial (extracteur), est une source de reconstitution et de purification pour votre organisme.

Brocoli : elle va revigorer et nettoyer votre organisme, notamment le foie. Elle est digeste et très complète. Son fort pouvoir anti-oxydant lutte contre les principales maladies actuelles : cancer, maladies cardiaques, Parkinson, maladies des yeux, pour ne citer que celles-ci. Cependant à consommer avec modération si vous avez des problèmes de calculs rénaux. C'est la variété de chou qui contient le plus de calcium.

C comme...

Carotte : elle est source de vitamines et contient notamment les vitamines E et K. Elle est riche aussi en sels minéraux et oligo-éléments avec notamment : le manganèse, le zinc, l'iode, le soufre, le brome, l'arsenic, le fluor. Elle vous aide à lutter contre la boulimie et à maigrir. Elle intervient également dans les troubles digestifs et intestinaux (les maux d'estomac, les ulcères) et les hémorroïdes. Elle contribue à l'équilibre du système nerveux (dépression, stress, angoisses). Elle est utile pour les problèmes de peaux (acné, aphtes). Elle aide à dégager les poumons, le nez.

Chicorée : elle est dynamisante. Elle est utile pour tous les organes. Elle stimule la production de la bile et la digestion. Elle influence le transit intestinal par son côté laxatif.

Chou chinois : elle est riche en sels minéraux, oligo-éléments et vitamines. Elle est remarquable dans les troubles digestifs (ballonnements). C'est un anti-ulcéreux comme les autres variétés de choux. Elle intervient en cas de constipation. Elle contient le double de calcium du chou rouge et vert (à l'exception du brocoli qui détient le record), et le triple de fer.

Chou vert : elle régénère et purifie votre organisme. C'est une aide remarquable contre le vieillissement, comme les autres variétés. Elle est source de vitamines et de sels minéraux : sa composition est très proche du chou chinois, mais elle contient notamment du soufre, du sodium et du chlore que ce dernier ne contient pas.

Chou rouge : sa composition est proche de celle du chou vert. Elle contient notamment du zinc, du manganèse, du sodium, de l'iode, du soufre, de l'arsenic et des vitamines K, U, E. Tous les choux sont des aides remarquables pour lutter contre les tumeurs, les cancers, ceci en préventif et en cas de maladies déjà installées.

Cresson : elle est riche en sodium, manganèse, soufre, chrome. Elle aide à lutter contre le diabète par son pouvoir hypoglycémiant. Elle est bénéfique en cas de vertiges.

E comme...

Épinard : elle est une source remarquable de minéraux : notamment iode, fluor, soufre, nickel, cobalt, manganèse et de vitamines notamment P. Elle est d'une aide remarquable pour tous les organes qu'elle dynamise et notamment le foie.

F comme...

Fenouil : la graine germée a des propriétés très intéressantes en matière de digestion et d'élimination. Elle est carminative (met en appétit). Elle lutte contre la fatigue et la constipation et facilite l'allaitement et les règles.

Fenugrec : elle a de nombreux effets curatifs. Elle est l'amie du foie. Elle aide entre autres à soulager les gastro-entérites, les crampes abdominales et les douleurs de l'accouchement. Elle améliore la circulation du sang. Elle lutte contre l'anémie. Elle est source de vitamine J (la choline vitamine de la mémoire). Elle est riche en soufre et lécithine. Elle contribue à baisser le mauvais cholestérol et le taux de glycémie dans le sang. Elle est recommandée si vous souhaitez prendre du poids. Dans le diabète, elle est remarquable. Pour moi, avec alfalfa, c'est la plus recommandée.

H comme

Haricot blanc et rouge : les graines germées sont particulièrement énergisantes.

Haricot azukis : elle est une source importante de minéraux. Elle contribue à renforcer le système rénal.

Haricot mungo ou soja vert (c'est fou ce qu'on apprend ici !) : elle est très riche en vitamines et protéines. Elle contient également des saponines, les vitamines J et K, du sélénium. Les Asiatiques en ont fait une des bases de leur alimentation quotidienne. Elle est recommandée notamment en cas de cystite et pour toute la sphère hormonale féminine.

K comme

Kamut : elle est très nourrissante sachant qu'elle dépasse très largement les valeurs nutritives du blé et elle contient moins de gluten. Elle rejoint les vertus du blé.

L comme...

Lentille : elle est une merveilleuse source de protéines, de zinc, de sodium et de manganèse. Elle contribue au rééquilibrage du système nerveux. La lentille corail est plus riche en fer et en calcium que les autres variétés.

Lin : elle contient de l'iode et les vitamines F et K. Elle est très riche en oméga 3. Elle est extraordinaire pour activer les fonctions hormonales féminines (avis aux femmes qui ont du mal à avoir des enfants). Des tests en Australie ont été menés sur des femmes ménopausées qui ont retrouvé une activité oestrogénique, après avoir consommé 40 grammes de graines de lin par jour ! Elle est une aide précieuse en cas de problèmes de transit intestinal.

M comme...

Millet : elle a la particularité de ne pas avoir de gluten non plus : avis aux amateurs. Elle fait partie de celles qui comportent le plus de vitamine A. Elle contient de la lécithine, du fluor, de la silice. Elle est parfaitement polyvalente pour réguler aussi bien les constipations que les diarrhées. Elle est présente pour pallier aux états de fatigue, aux états dépressifs. Elle contribue à lutter contre l'ostéoporose.

Moutarde : blanche, jaune ou noire, elles sont notamment riches en oligo-éléments (soufre), sels minéraux, vitamines, lipides. Elles aident à digérer. Elles nettoient le foie, font tomber la fièvre. Elles contribuent à la formation osseuse par leur teneur significative en calcium, dans un terrain non-acide, créé par les graines germées (condition de métabolisation du calcium).

O comme...

Oignon : elle est une source phénoménale de vitamine C. Elle contient également du zinc, soufre, fluor, baryum, manganèse.

Grâce à la richesse de ses anti-oxydants, elle est en tête pour juguler les cancers. Elle agit comme un vermifuge, contribue à la perte de poids, stimule les articulations, revigore en cas d'épuisement, intervient en cas d'hypertension, de diabète et de difficultés cardio-vasculaires.

Orge : c'est un booster d'énergie. Elle contient de l'iode, du chrome, du bore, du cobalt et les vitamines K et J.

P comme...

Petit pois : elle est un donneur d'énergie. C'est un allié dans la lutte contre le cholestérol et le diabète. Concernant le cholestérol, l'apport de fibres contenues dans la graine germée de petit pois aide à diminuer le taux du mauvais cholestérol. Concernant le diabète, la graine germée intervient directement dans la baisse du taux de glycémie.

Pois chiche : elle est une source importante de protides et glucides. Elle se retrouve parmi les plus énergisantes. Elle est source de lithium, zinc. Elle aide notamment en cas de goutte en intervenant dans l'élimination de l'acide urique.

Poireau : elle contient de l'iode, du sodium, de la silice, du soufre, du zinc, du manganèse. La graine germée est diurétique comme le légume. Elle aide dans la perte de poids, dans la boulimie. Elle est utile en cas d'insuffisance rénale.

R comme...

Radis : toutes les graines germées de radis contribuent à désintoxiquer votre organisme. Elles contiennent aussi de l'iode.

Radis rose rond : la graine germée contient quatre fois plus de vitamines A que le lait. Elle est riche en iode et soufre. Elle est très utile en cas de fatigue.

Radis Daïkon (blanc) : elle se digère bien : avis aux personnes sensibles de l'estomac qui souhaitent bénéficier tout de même d'une saveur légèrement relevée.

Radis noir : elle contient notamment du potassium et de l'iode. Elle est très utile pour tout le système hépatique : le foie qu'elle dynamise, la vésicule biliaire qu'elle nettoie. Elle est très utile pour la sphère poumon : asthme, bronchites. Elle contribue à résorber les rhumatismes.

Raifort : elle contient de la silice, des enzymes. Elle est diurétique, elle stimule la transpiration. Elle lutte efficacement contre le scorbut grâce à une source très importante de vitamine C. Elle n'est pas trop recommandée aux femmes enceintes.

Riz : utilisez du riz non décortiqué. La germination est longue. Son amidon est assimilable. Il contient des éléments minéraux ainsi que des vitamines B1, B2 et PP. Il est conseillé de le cuire à maximum 40 °C, afin de le ramollir tout en gardant ses valeurs énergétiques.

Roquette : elle a une teneur importante en lipides. Elle remonte la vitalité générale et sexuelle.

S comme...

Sarrasin : elle dope votre forme. Elle comprend beaucoup d'amidon et de magnésium. Vous pouvez retirer les téguments avant la consommation, afin de ne pas ressentir de gêne à la digestion. Elle contient du fluor, du zinc. Elle nettoie le sang.

Seigle : comme elle est très nourrissante, elle donne de l'énergie. Elle se rapproche de la composition de l'alfalfa.

Sésame : elle est composée de zinc, manganèse, de lécithine, des anti-oxydants. Elle est une source importante de calcium. Elle est un stimulant général et notamment pour les sphères rénale et hépatique. Elle combat également l'arthrose.

Soja vert ou mungo : voir haricot mungo

T comme...

Tournesol : sa composition est riche en vitamines C et E et en graisses insaturées. Elle comprend également une grande quantité de protéines. Elle est très bénéfique pour la peau. Elle est utile en cas d'hypertension, de maux de tête. Elle a une action vermifuge.

Trèfle : cette graine germée va contribuer à

dynamiser l'organisme tout en agissant sur sa purification, grâce à la richesse des acides aminés essentiels et sa vitamine D. Elle contient de la vitamine K, du sodium, du zinc, du manganèse. Elle est constituée de 25 % de fibres. Elle agit sur les angoisses, les insomnies, les spasmes.

Des particularités, avant de se lancer dans la germination

A comme...

Ail : la graine germée est digeste ; quant à la gousse c'est plus délicat sauf si toute la famille en mange. Elle demande un certain savoir-faire pour la faire germer.

Alfalfa est la traduction en anglais du mot luzerne.

Avoine : il est préférable de la mettre dans l'obscurité pendant les jours de germination (vous pouvez recouvrir votre germoir d'un tissu opaque). La petite pousse n'est pas longue : vous pouvez la consommer à partir d'1 cm. Avena sativa est le nom latin de la graine germée : c'est un monument de redynamisation de la rate et du corps, en homéopathie et en phytothérapie qui présente l'extrait qui est le viagra naturel.

B comme…

Blé : sa germination est facile et rapide (2 à 3 jours). Si vous laissez pousser 10 jours environ, elle deviendra de l'herbe et vous pourrez en extraire du jus très nourrissant.

Prenez des grains entiers afin notamment d'éviter l'odeur désagréable dégagée par la dégradation des morceaux cassés (qui sont sans germe), pendant la germination.

Petite précision : ne confondez pas le blé germé (les graines germées de blé) et le germe de blé : ce dernier correspond au germe qui a été retiré du blé, en aplatissant les grains puis en les tamisant en meunerie.

C comme…

Carotte : elle est assez difficile à faire germer et cela prend au-delà d'une semaine, pour les patients et les avertis.

Chou rouge : sa germination est facile. Elle est très digeste, davantage que les autres variétés.

Chicorée : elle demande une certaine expérience pour la faire germer.

Cresson: elle appartient à la famille des mucilagineuses: au contact de l'eau, elles produisent un liquide visqueux, sorte de gel collant. Il convient d'utiliser une méthode spécifique pour les faire germer: poser un papier absorbant alimentaire que vous mettrez au fond d'une assiette (qui absorbera le gel), sur laquelle vous déposerez vos graines et les arroserez.

Pour toutes les mucilagineuses, on peut également utiliser l'arbre germoir ou une boule de coton mouillé sur laquelle on dépose les graines.

La graine germée est de texture fragile et douillette: à arroser délicatement car elle pourrait se casser.

E comme...

Épinard: elle demande un certain savoir-faire. Elle requiert une semaine pour se « découvrir » et germer.

F comme...

Fenouil : il est conseillé de les mettre quelques heures au réfrigérateur avant et pendant la germination si vous rencontrez des difficultés à les faire germer.

Fenugrec : sa germination fait apparaître un petit gel : il faudra bien les rincer régulièrement. Il est très facile à faire germer (pour les débutants).

K comme

Kamut : il s'agit du blé des Pharaons.

H comme...

Haricot azuki : la graine est de couleur rouge foncée. Son germe est court (0,5 cm). Il faudra les laisser tremper plus d'une nuit : comptez 18 à 20 heures.

Haricots mungo ou mung ou soja vert : il appartient à la famille du soja. Vous le connaissez bien sous l'appellation de ses graines germées qui sont les fameux « germes de soja », que nous consommons couramment dans les restaurants asiatiques. Le haricot mungo est également appelé fève de soya ou soja vert. Il est différent du soja jaune avec lequel est fabriqué le lait de soja, le tofu, les yaourts. Les qualités nutritives du soja vert et du soja jaune ne sont pas identiques. Il est utile de bien laisser pousser les germes avant de les manger pour bénéficier de toute leur saveur. Il est conseillé de retirer les téguments (bouts verts) avant de les consommer.

L comme…

Lentille corail : elle est souvent choisie parmi la famille des lentilles à germer notamment car elle germe avec facilité. Veillez à utiliser des graines entières, non cassées afin de réussir la germination.

Lentille verte : il est nécessaire de plonger les graines toute une nuit, dans au moins le double de volume d'eau, afin de leur permettre de se nourrir d'eau à souhait, pour gonfler suffisamment. Plus vous les laissez germer, plus elles auront tendance à devenir fibreuses. Une fois germées, les graines peuvent être passées à la vapeur pour adoucir leur goût qui peut apparaître fort à certains.

Lin : il s'agit d'une mucilagineuse. Comme le cresson, une sorte de gel se forme lorsque la graine est au contact de l'eau. Il faut donc les faire germer de préférence sur une assiette en mettant au fond du papier absorbant alimentaire. Elle germe facilement.

Luzerne : quand on parle des graines germées, on évoque souvent le terme alfalfa, qui correspond à sa traduction anglaise.

M comme…

Millet : choisissez le millet entier et pas celui qui est décortiqué.

Moutarde : il y a trois variétés possibles : noire, blanche, jaune. Elle demande un certain doigté et germe de préférence sur un arbre germoir.

O comme...

Oignon : il est conseillé pour les personnes ayant déjà une petite expérience de la germination car celle-ci nécessite un certain doigté. Il est notamment conseillé de mettre les graines dans le réfrigérateur avant de les faire germer. Elles ont besoin d'un choc thermique pour être activées.

P comme...

Pois chiche : faites-les tremper une nuit dans un grand volume d'eau (au moins le double). Après germination (il est conseillé de la stopper quand le germe atteint environ 0,5 cm), vous pouvez les cuire en les passant à la vapeur ou dans l'eau bouillante pour les rendre plus digestes, mais attention à ne pas dépasser 40 °C, pour préserver leur richesse.

Poireau : il faudra être patient, car monsieur poireau ne se réveille pleinement qu'après dix jours de travail. Mais plus la germination est de longue durée, plus vous pourrez conserver longtemps vos graines germées (quelques jours, voire semaines).

R comme...

Radis : vous pouvez démarrer vos expériences de graines germées également avec les radis car ils germent facilement et ne demandent pas de précautions particulières. De plus vous expérimenterez des sensations plus ou moins fortes (en fonction de la variété que vous choisissez) de saveurs. Une aussi petite graine germée peut déjà développer un goût prononcé !

Q comme...

Quinoa : soyez patients si vous souhaitez voir votre germe se transformer en pousse : la pousse arrive entre 3 à 7 jours après l'arrivée du germe.

R comme...

Radis : choisissez ceux qui germent le mieux : le Daïkon (ou radis du Japon : le légume ressemble à une rave) est le radis qui est de forme ronde.

Riz : prenez bien du riz complet non décortiqué. Soyez patient, la graine germée demande plus d'une semaine avant d'apparaître vraiment.

Roquette : c'est une mucilagineuse, donc il est préférable d'utiliser un arbre à germoir ou une assiette sur laquelle repose un tissu en cellulose ou papier absorbant alimentaire, afin d'absorber le gel collant qui se dégage.

S comme...

Sarrasin : attention à ne pas choisir du kasha, car il s'agit de sarrasin grillé et les graines ne pourraient pas germer ! Il est conseillé de mettre peu d'eau sur les graines et de veiller à toujours bien les rincer.

Sésame : faites le bon choix en choisissant des graines complètes. La dégustation se fera dès le 2e voir 3e jour au maximum, sinon son goût sera amer.

Soja vert : il est appelé haricot mungo.

T comme…

Tournesol : il est facile à faire germer, alors si vous êtes débutant, commencez par lui. Il est nécessaire d'enlever les téguments (peaux) qui ne sont pas digestes. Les graines germées ne se conservent pas longtemps après germination : régalez-vous tout de suite !

Trèfle : il est appelé trèfle cornu ou lotier. C'est une variété sauvage qui est très appréciée par les animaux. Il existe aussi une autre variété que vous pouvez faire germer : le trèfle rouge ou pourpre.

Si vous voyez apparaître un sorte de duvet sur vos graines germées (alfalfa, fenugrec), il ne s'agit pas de moisissure, mais d'un manque d'eau. Il suffit de bien les laver et les réhydrater.

Il existe bien d'autres graines que vous pouvez faire germer. À titre de compléments, en voici quelques-unes : céleri, betterave, basilic, cerfeuil, coriandre, courge, épeautre, navet, persil.

Certaines graines ne se consomment pas en graines germées pour des raisons de toxicité : il s'agit entre autres de la tomate et du poivron.

Des goûts et des couleurs...

Le raffinement ou l'envie d'imiter les grands cuisiniers, l'esprit d'élaboration d'une cuisine alléchante et différente des autres, trouveront des perles dans ce chapitre.

A comme...

Ail : elle ne donne pas mauvaise haleine contrairement à sa grande sœur la gousse, malgré une saveur relevée.

Alfalfa ou luzerne : elle est fine et légère. Elle a une saveur douce. Sa couleur se rapproche d'un blanc-vert clair. Les graines germées réunies donnent l'aspect d'une moquette régulière, bien serrée et toute douce.

Aneth : elle développe un arôme anisé fort sympathique.

B comme...

Blé : elle a un petit goût sucré et doux.

Brocoli : sa saveur est douce.

C comme...

Carotte : elle a un goût doux-amer.

Céleri : elle est parfumée à souhait.

Chicorée : elle développe un goût amer.

Chou chinois : sa couleur reste le vert et elle a une saveur agréable et douce.

Chou rouge : elle pourrait être la plus jolie des graines germées avec sa magnifique couleur fushia à tige blanche. Son goût est fin et relevé.

Chou vert : sa saveur est un peu amère et douce.

Cresson : elle a une fraîcheur épicée et piquante.

Cumin : elle a tendance à avoir un goût amer.

Cumin noir ou nigelle : elle a un goût poivré aux tendances amères.

E comme…

Épinard : elle a une saveur douce et amère.

F comme…

Fenouil : elle est superbement parfumée et anisée. Elle a une couleur zébrée brun-jaune.

Fenugrec : elle a un goût assez fort. La graine sèche trempée dans l'eau dégage un parfum d'épices que l'on ne retrouve pas quand elle a fini de germer. Sa couleur vire au beige avec un tégument (l'enveloppe du bout du germe) beige-brun.

H comme…

Haricot azuki : elle a une belle coloration rouge.

Haricot mungo : sa saveur est agréable

L comme…

Lentille : elle a la même saveur que la lentille cuite en en gardant le croquant.

Lentille blonde : elle est esthétiquement moins jolie que la lentille corail.

Lentille corail : son goût est plus prononcé que celui de la lentille verte. Elle est très croquante.

Lentille verte : elle montre sa couleur verte quand la graine germée a perdu son tégument.

Lin : son goût est doux.

Luzerne : voir alfalfa

M comme...

Millet : sa saveur est douce.

Moutarde noire : elle a un goût plus prononcé, plus épicé et plus piquant que sa sœur la moutarde blanche.

O comme...

Oignon : elle dégage un goût piquant et enrobant. Si vous la faites cuire, elle sera sucrée et plus douce.

P comme...

Poireau : elle est un vrai régal pour les yeux avec sa couleur verte fluorescente à petits pois noirs. Étonnez vos amis ! Son goût est frais. Elle est proche de la saveur de l'oignon et elle est plus piquante que la graine germée de radis.

Pois chiche : elle se ramollit mais ne change pas sa couleur d'origine. Elle est donc fondante et son goût est doux.

Q comme...

Quinoa : à l'inverse de la lentille rose qui est superbement croquante, la graine germée de quinoa est tendre quand vous la dégustez. Son goût est léger.

R comme...

Radis Daïkon (blanc) : le légume est originaire du Japon où il est consommé régulièrement. Sa saveur est nettement moins forte que le radis noir.

Radis noir : elle est typée au goût et forte.

Radis rose rond : elle présente bien le goût spécifique du légume voire même en plus prononcé. Elle est de couleur vert-clair avec les extrémités jaunes. Elle est fraîche au goût. Sa saveur est piquante et poivrée.

Roquette : elle nous permet de retrouver la saveur piquante et délicieuse de sa grande sœur la salade !

S comme...

Sarrasin : son goût est agréable.

Soja vert : voir haricot mungo

T comme...

Tournesol : elle est fraîche, douce et croquante.

Trèfle : elle ressemble d'aspect à l'alfalfa, avec une couleur verte plus prononcée.

Quelques astuces culinaires

A comme...

Ail : elle peut s'assaisonner avec de l'huile d'olive pour marier les salades, crudités, grillades, pâtes, potages. Vous pouvez la mettre dans vos sandwiches pour relever le goût et « manger mieux ».

Alfalfa ou luzerne : Son goût neutre lui permet d'accompagner merveilleusement certaines graines au goût trop prononcé. Elle se mélange très bien avec la graine germée de radis car elle l'adoucit. Elle est une des seules à bien se mélanger aux graines à mucilage, comme la cressonnette ou la moutarde, pour lesquelles elle sera leur support grâce à sa densité. Elle est idéale pour accompagner les crudités. Elle se déguste également toute seule bien sûr.

Avoine : elle peut se consommer crue ou à la vapeur.

B comme…

Blé: elle passe partout et peut se mélanger notamment avec des flocons de céréales, des fruits en compote, vous pouvez l'utiliser en pâtisserie pour la réalisation de vos gâteaux. C'est l'utilisation optimale du blé germé. Vous pouvez laisser pousser les graines germées comme de l'herbe fine (12 à 17 cm): faites-en alors du jus en utilisant une machine spécifique appelée extracteur de jus et consommez-le avec modération (très riche, il est notamment composé de chlorophylle qui aide à la croissance).

C comme…

Carotte: elle pourra se déguster en compagnie de la luzerne pour l'adoucir. Vous pouvez également en faire du jus (utilisez simplement un mixer).

Chicorée: elle demande à être mélangée avec de la luzerne qui est neutre et qui va l'adoucir.

Chou chinois: vous pouvez la manger crue mélangée avec des crudités. Elle est délicieuse également en accompagnement avec tous les légumes.

Chou vert et chou rouge : elles peuvent être intégrées dans les soupes, les crudités.

Cresson : vous pouvez la manger telle quelle en salade, ou en accompagnement, dans les purées.

E comme…

Épinard : vous pouvez les consommer crues ou à la vapeur.

F comme…

Fenouil : elle se déguste en accompagnant des poissons, des crudités et entre dans des purées et des compositions pâtissières.

Fenugrec : elle peut se mélanger avec de l'alfalfa pour adoucir son goût un peu soutenu, en accompagnement des crudités, salades vertes. Elle contient l'une ou l'autre substance qu'il ne conviendrait pas d'ingérer sans faire de pause : vous pouvez la prendre en cure de 5-6 jours mais avec des périodes de repos.

H comme...

Haricot azuki : vous pouvez les consommer en purée en les cuisant au préalable à moins de 40 °C. Vous pouvez également en faire des crèmes sucrées.

Haricot mungo : vous pouvez les consommer en salades, avec des plats cuisinés mélangeant légumes et poissons, dans les soupes, bouillons (soupes chinoises).

L comme...

Lentille corail : elles se dégustent après un bon rinçage, crues ou légèrement cuites (moins de 40 °C) afin de préserver au maximum leurs qualités nutritives. Si vous décidez de les cuire, il est conseillé de les immerger la veille dans de l'eau afin d'optimiser la cuisson du lendemain (contribue à renforcer et préserver les nutriments).

Lin : elle se mélange avec les crudités, les salades vertes. Elle se mange aussi toute seule.

Luzerne : voir alfalfa

M comme…

Millet : elle se mélange délicieusement avec les crudités, salades vertes, salades composées.

Moutarde noire : elle accompagne très bien les crudités en petites quantités. Vous pouvez également l'utiliser dans vos sauces d'assaisonnement.

O comme…

Oignon : vous pouvez la déguster crue ou cuite (sans dépasser 40 °C). Elle se marie très bien avec tout : crudités, salades vertes, taboulé, en persillade sur des céréales, avec les légumes, soupes, pour relever vos quiches, tartes.

P comme…

Poireau : elle est délicieuse par exemple en accompagnement de tranches de poisson cru ou fumé (saumon) et pour relever tous les plats : en petite quantité cela est suffisant.

Pois chiche : vous pouvez griller les germes et les servir à l'apéritif : un délice gustatif, préférable aux… Veuillez m'excuser, j'allais écrire « saloperies habituelles ». Les manger crues vous permet de garder toutes leurs vertus : à mixer dans des purées. Vous pouvez également les cuire pour ensuite les mélanger dans des salades composées.

R comme…

Radis Daïkon : elle se marie très bien avec les salades composées d'endives.

Radis noir : vous pouvez la mélanger à des graines germées plus neutres pour atténuer son goût typé. À utiliser aussi avec des légumes crus (crudités).

Radis rose : sa fraîcheur de goût et son

côté piquant et poivré la font bien se marier aux fromages peu piquants (chèvre frais), aux salades vertes, crudités et omelettes. Vous pouvez l'utiliser comme un aromate.

Riz : une fois que les graines ont germé, il est bon de les cuire légèrement pour les ramollir (directement avec des légumes par exemple, ou seules à la vapeur, ou légèrement dans les plats que vous cuisinez) en ne dépassant pas 40 °C pour préserver leurs valeurs énergétiques.

Roquette : vous pouvez en assaisonner vos salades.

S comme...

Sarrasin : vous pouvez la consommer crue ou bien la faire cuire (vapeur ou cuisson sous 40 °C). Elle se mélange dans les soupes, purées, crudités.

T comme...

Tournesol : elle est savoureuse dans des mélanges de salades, seules en apéritif. C'est mieux d'en lever les téguments.

Trèfle : elle peut se consommer seule ou en accompagnement, comme l'alfalfa.

Une bonne recette facile de tous les jours

Le gratin maison

C'est le gratin que nous mangions au repas de midi lors des stages pratiques à Saint Barnabé près de Vence, lors de ma formation en Naturopathie.

- céréales germées de seigle, blé, pois chiches, lentilles, tournesol
- œuf
- flocons de riz, millet
- eau
- fromage biologique comté finement saupoudré
- légumes divers cuits
- fines herbes

Les proportions ne sont évidemment pas indiquées car on fait selon. Et cuire lentement au four.

Et maintenant tous à table !

Les graines germées sont à manger exclusivement crues – sauf exception – pour conserver toutes leurs qualités nutritives. Les pois chiches, haricots et lentilles vertes sont plus digestes après les avoir ébouillantées légèrement, mais très légèrement pour ne pas détruire les vitamines. Il n'est pas utile d'en consommer plus que deux ou trois cuillères à soupe qui suffisent à recréer le plein d'énergie. À ce propos, il est mieux de les prendre au matin et pas au soir.

Comment les préparer ?

Les graines germées sont présentes également sur les tables des grands maîtres de la cuisine en France et partout dans le monde. Ils les utilisent notamment en décoration en jouant sur les couleurs, sur la texture, pour relever les plats. On peut parsemer ces germes sur tous les plats ou en faire un petit îlot séparé sur l'assiette comme font ces grands cuisiniers.

On peut également en faire un plat de crudités complet composé de différentes variétés, assaisonnées au gré de chacun. Ceci fournit une palette luxuriante de couleurs et de saveurs. Les associer aux salades est l'usage le plus facile et fréquent. Les goûts s'associent parfaitement. On peut accompagner ces crudités enrichies d'une pincée de fleur de sel, d'huile biologique de première pression à froid d'olive, tournesol, lin, germe de blé, d'une goutte de tamari, et aussi d'algues fraîches et des fines herbes.

Agrémentez votre sandwich d'une poignée de graines germées associées au jambon ou pâté végétal, concombres ou autres crudités (éviter le fromage car l'association pain fromage est un désastre).

On peut les éparpiller crues sur la purée, un plat de céréales, une omelette, etc... Une autre forme consiste à les mixer et mélanger la poudre à toutes sortes de mets, à la soupe, à des sauces, au potage, à un entremets, à une crème, à un yaourt au soja, à un lait de riz ou d'amande, à un jus. Si vous optez pour les cuire, elles iront volontiers dans le pain, la soupe, le potage et toutes les formes de purées. Votre créativité étonnera votre petit monde familial et vos invités qui croiront à des herbes exotiques introuvables (cas vécu).

Vous pouvez également les enrober d'une feuille de salade, les préparer sous forme de rouleaux de printemps (ou nems si vous les cuisez), les mettre dans des crêpes (dans la pâte ou les fourrer crues pour bénéficier de la totalité des nutriments).

On peut aussi les déguster sur des tartines composées, des tomates farcies au thon, en apéritif sur des feuilles d'endives, mixer dans vos sauces à salades.

Vous pouvez également les mixer au dernier moment dans vos sauces, pour laisser toutes les richesses du cru. C'est une façon pertinente de donner du cru (et quel cru !) à des enfants qui n'en veulent pas.

Pour des saveurs sucrées : en boisson ou crème, vous pouvez les mélanger à des yaourts au soja en ajoutant des fruits secs (figues, dattes, raisins), pour donner un goût savoureux et sucré. Vous pouvez rendre le mélange plus nutritif en rajoutant des fruits oléagineux (amandes, noisettes, bananes) et rajouter des laits végétaux de soja, amandes, noisettes, riz si vous souhaitez le rendre plus liquide. Utilisez des graines germées neutres (alfalfa) ou douces (tournesol, blé).

Pour les bébés et les enfants, vous pouvez les mixer au dernier moment sans les cuire, en les mélangeant aux bouillies de légumes, aux purées, aux soupes, dans des jus de fruits, compotes. C'est une astuce simple et d'une richesse énorme pour vos « petits bouts » ! Si vous ne pouvez pas allaiter, faites du bien à votre bébé par les graines germées.

Les professeurs des écoles peuvent proposer à leurs enfants de faire germer ces graines (c'est un bonheur de les voir grandir) et ensuite apprendre à découvrir leur goût et texture.

À vous de jouer maintenant en faisant de vos graines germées des hôtes régulières et à parts entières de la composition de vos repas ! Ayez de l'imagination !

Et nos fidèles compagnons animaux ?

Ne les voyez-vous pas « attendre tout ce qui peut tomber de la table du Maître » ? Les graines germées sont le même miracle pour nos animaux de compagnie. Lisez plutôt !

J'ai une jolie petite chienne à qui j'ai osé donner le nom d'Éloïse. Acceptez mes excuses chères Éloïses. Il est vrai que j'ai quelques circonstances atténuantes. On nous l'a donnée. Elle s'appelait Élastique et c'était l'année des « E ». On ne pouvait tout de même pas la laisser faire la belle dans le quartier avec un nom pareil ! On l'a rebaptisée sous un nom qui sonnait à peu près pareil. Oui je sais… Bref ! C'est un labri berger des Pyrénées. Je vous entends déjà : « Ah ! C'est grand ! ». Non ! Celui auquel vous pensez est le « blanc des Pyrénées ». Les chiens de sa race gardienne de troupeaux vivent 12 ans selon les vétérinaires et internet. Le nôtre a 16 ans et demi. Il jeûne un jour par semaine. Il mange sainement. Et il ne travaille pas beaucoup. Ceci explique la performance. Récemment il a hébergé tellement de puces qu'il s'est tellement gratté que ses poils du dos sont tellement tombés, laissant apparaître une peau tellement « chauve » tellement noire ! Le vétérinaire a été catégorique : « à ce point là, vu son âge, et tout et tout… ça ne repoussera pas ! » Notre chienne a eu droit aux huiles de première pression à froid et aux graines germées. Et tout le pelage a repoussé, tout doux et copieux comme en sa plus tendre enfance. Et elle saute, joue, elle est repartie pour 6 ou 7 ans au moins.

Vous imaginez par ce témoignage jusqu'où va l'efficacité de ces merveilles de la nature. Ce qu'elles savent réaliser pour les poils de ce chien, elles le réalisent pour tous les organes et cellules du corps.

Un espoir formidable

Le Dr Tall Schaller écrit : « on sait qu'avec la quantité de céréales qu'il faut pour nourrir une personne à partir de la viande, on peut nourrir 7 personnes avec des céréales cuites et 20 personnes à partir de graines germées ». Les graines germées sont un moyen simple et peu coûteux de se nourrir. Le problème de la dénutrition dans le monde pourrait être abordé de cette manière.

800 millions de personnes souffrent de malnutrition chronique. 200 millions de jeunes enfants présentent les effets terribles de ce fléau. 13 millions meurent chaque année de maux directs où la malnutrition est impliquée. Dans le Pacifique, les 2/3 de la population sont sous-alimentés. En Inde, en Asie, en Chine, c'est le même tableau. En Afrique centrale, la situation est particulièrement grave avec 40 % de la population sous-alimentée. Chaque année, quelques 30 millions d'enfants naissent dans les pays en développement avec des troubles de

croissance dus à des carences nutritionnelles en cours de grossesse.

Le journal du 8 septembre 2005 écrit : « Le 15e Rapport mondial sur le développement humain, qui examine les progrès accomplis en vue de la réalisation des Objectifs du Millénaire – fixés en septembre 2000 par les dirigeants politiques du monde entier et concernant la lutte contre la pauvreté, la faim, la maladie et l'analphabétisme – met en évidence les coûts humains des promesses non tenues. Les barrières commerciales auxquelles sont confrontés les pays en développement exportant vers les pays riches sont, en moyenne, trois fois plus élevées que celles qui frappent les échanges entre pays riches, souligne l'agence onusienne. Cette taxation perverse et ces politiques commerciales inéquitables continuent d'empêcher des millions d'habitants dans les pays les plus pauvres du monde de sortir de la pauvreté, maintenant des inégalités obscènes, juge le rapport ».

Dans de nombreux autres pays, les problèmes de santé liés aux excès alimentaires sont une menace sans cesse grandissante.

L'obésité chez les enfants et les adolescents provoque différents problèmes de santé et sa persistance à l'âge adulte influe sur l'état de santé général.

C'est un paradoxe insoutenable! Quand on sait bombarder Bagdad de nuit avec une précision diabolique, on sait organiser la juste répartition. Si on ne le veut pas, cela s'appelle un massacre. Il est maintenant nécessaire que chacun d'entre nous apporte sa contribution, se mobilise et participe à des activités dans ce domaine.

Je me demande ce que je fais là à écrire. Il serait mieux que j'aille apprendre à ces gens mal nourris à se préparer des graines germées, surtout pour les enfants. Cela est facile à mettre en œuvre et tellement fort: c'est en matière de richesse nutritionnelle, la « multiplication des pains » de l'Évangile des chrétiens. Un exemple? La Chine, pays soumis à la malnutrition, a produit un excédent de 90 000 tonnes de blé. Voilà une révolution nutritive à initier là-bas: consommer des germes de blé. Il n'en faut qu'une petite poignée chaque jour pour redonner vie à un enfant!